CAS REMARQUABLE DE DYSTOCIE

CAS REMARQUABLE

DE DYSTOCIE

OBSERVATION

SUIVIE DE QUELQUES CONSIDÉRATIONS PRATIQUES

SUR L'HÉMORRHAGIE PROVENANT DE L'IMPLANTATION VICIEUSE

DU PLACENTA

ET D'UNE ÉTUDE SOMMAIRE SUR L'APHASIE ;

PAR

A. RODET,

Ex-chirurgien en chef de l'Antiquaille.

LYON

IMPRIMERIE D'AIMÉ VINGTRINIER

RUE DE LA BELLE-CORDIÈRE, 14.

1866

CAS

REMARQUABLE DE DYSTOCIE

Sommaire de l'observation. — *Implantation du placenta sur le col ; métrorrhagie au 7e mois de la grossesse, heureusement arrêtée par le repos et les hémostatiques ; nouvelle métrorrhagie au 9e mois, presque foudroyante cette fois et accompagnée de douleurs répétées d'enfantement ; application nouvelle du pessaire-ballon ; accouchement naturel après l'emploi de celui-ci ; menace d'éclampsie ; aphasie le lendemain de l'accouchement ; phlegmatia alba dolens les jours suivants, puis catarrhe pulmonaire, guérison.*

Obs. — Madame P..., âgée de 36 ans, d'une forte constitution, mais un peu lymphatique, me fit appeler le 28 janvier 1865, pour une perte utérine qui durait depuis plusieurs jours. Cette dame avait eu déjà trois enfants et était au 7e mois de sa quatrième grossesse qui, jusque-là, avait été très-bonne. La perte était survenue sans secousse, sans effort, sans accident. Lorsque j'arrivai, la figure était pâle, décolorée ; les forces étaient abattues, le pouls était faible et fréquent. — Le col était à peine entr'ouvert et je m'abstins d'y pénétrer dans la crainte d'augmenter l'hémorrhagie.

Je diagnostiquai une implantation probable du placenta sur

le col et je prescrivis l'eau de Léchelle, la tisane de consoude froide et le repos absolu.

L'hémorrhagie s'arrêta peu à peu, et la malade reprit insensiblement ses forces et ses couleurs.

Le 12 mars, dans la soirée, la perte utérine reparaît, mais faiblement. Elle augmente dans la nuit et l'on me fait appeler le 13, à huit heures du matin. La malade avait alors perdu une quantité considérable de sang. D'énormes caillots remplissaient l'intervalle des cuisses. Toutes les cinq ou six minutes, il survenait une douleur que la malade percevait dans les lombes, et chaque douleur faisait jaillir un flot volumineux de sang.

Le col était dilaté comme une pièce de deux francs. On sentait le bord du placenta en avant et un peu à droite et les membranes de l'œuf en arrière et à gauche. Au-dessus des membranes, je sentis vaguement la tête du fœtus.

Que faire dans un cas si grave et si pressant ? Pratiquer la version ? Mais le col était trop peu dilaté. Attendre ? mais le sang coulait à flots et chaque minute augmentait le péril. Je me souvins alors d'un cas analogue où, deux ans auparavant, j'avais obtenu un succès remarquable au moyen du pessaire-ballon de Gariel. Il s'agissait d'une dame de 38 à 40 ans, enceinte pour la cinquième ou sixième fois, et présentant aussi une implantation du placenta sur le col. Les hémorrhagies s'étaient répétées plusieurs fois dans les derniers mois de la grossesse et elles devenaient de plus en plus fréquentes et abondantes à mesure qu'approchait le terme de la grossesse. Au moyen d'un pessaire-ballon que je mis dans le vagin, les hémorrhagies s'arrêtèrent ; la dilatation du col put s'opérer sans inconvénient derrière le pessaire et l'accouchement se termina naturellement et heureusement par la naissance d'une fille vivante et bien portante. Le pessaire était resté trois jours, et, pendant ce temps-là, on avait eu soin de le retirer tous les jours pour le nettoyer.

J'envoyai donc chercher un pessaire-ballon que j'introduisis sur le col de la matrice, après avoir débarrassé le vagin des caillots qui l'obstruaient et je l'insufflai fortement. Il était alors huit heures trois quarts.

Les douleurs continuèrent en se rapprochant, en augmentant d'intensité et en se faisant sentir de plus en plus dans l'hypogastre, mais la perte fut complètement arrêtée. C'est à peine s'il échappait par moment un peu de sérosité sanguinolente.

Je renouvelai l'insufflation du pessaire à plusieurs reprises pour m'assurer qu'il remplissait hermétiquement la cavité du vagin.

A dix heures et demie, les douleurs devinrent expulsives, et, à chaque douleur. on voyait le tube du pessaire descendre de plusieurs centimètres, pour remonter après la cessation de la contraction utérine. Toujours point d'hémorrhagie.

A onze heures, le pessaire fut expulsé, et, en prévision du retour possible de l'hémorrhagie, j'avais fait prendre 1 gramme de poudre de seigle ergoté, j'avais tout préparé pour pratiquer la version podalique et j'avais prié le docteur Chappet de venir m'assister.

Je crus un moment qu'il fallait, en effet, en venir à ce moyen, car, en introduisant mon doigt, je sentis au fond du vagin une masse molle. irrégulière, que je pris d'abord pour le placenta détaché et expulsé en partie. Mais mon illusion ne fut pas de longue durée, et je reconnus bientôt qu'il ne s'agissait que d'un caillot sanguin qui s'était formé et durci au-dessus du pessaire. Ce caillot n'avait pas plus d'un centimètre à un centimètre et demi d'épaisseur. L'ayant détaché, je trouvai le col dilaté comme deux pièces de cinq francs et rempli par la poche des eaux qui commençait à faire saillie. Le bord du placenta se percevait à peine. Il n'y avait plus d'hémorrhagie. En pressant sur la poche, elle se rompit et la tête vint aussitôt prendre sa place. Je renonçai donc à faire la version et je me disposai à attendre.

Tout à coup la malade est prise d'une demi-syncope et les douleurs se suppriment. Je lui fais boire une tasse de vin chaud qui paraît un instant ranimer ses forces et son courage: mais bientôt il survient des nausées, des efforts de vomissement et une nouvelle menace de syncope, accompagnée d'une pâleur extrême de la face, de quelques bulles d'écume à la bouche et de quelques mouvements involontaires des yeux qui me font craindre l'explosion d'une attaque d'éclampsie.

Il n'y avait pas de temps à perdre. Il fallait délivrer promptement la malade pour prévenir ce terrible accident. Mais, au moment où je me disposais à appliquer le forceps, les contractions utérines se réveillèrent ; le travail marcha rapidement, la malade reprit ses forces et ses sens, et l'accouchement se termina naturellement à onze heures et demie.

La perte qui suivit l'accouchement fut très-modérée. La délivrance se fit sans effort, dix minutes après ; la matrice se contracta très-bien et tout alla pour le mieux de ce côté-là.

Quant à l'enfant, c'était une fille qui ne donna aucun signe de vie, pas même le moindre battement du cordon ni du cœur, et que rien ne put ranimer.

Le soir, je trouvai la malade dans un état satisfaisant : perte modérée, pouls à 100 pulsations, intelligence parfaite. Pas encore d'urine.

Le lendemain matin, 14, même état. Pas de coliques. Perte convenable. La malade a uriné deux fois.

Le même jour, à deux heures, la malade commence à bredouiller. Sa langue, dit-elle, ne veut plns lui obéir. Elle cherche à prononcer les mots, mais elle les dénature au point qu'on a de la peine à la comprendre. Il lui est impossible de prononcer les consonnes sifflantes, comme l'S ou l'J, qu'elle remplace par les consonnes dentaires D ou T. Cependant la langue se meut avec facilité et elle ne présente aucune déviation. Tête un peu chaude, mais pas de céphalalgie. Aucune trace de paralysie, soit du mouvement, soit du sentiment, dans les membres ni à la face. Pupilles normales. Pouls à 108.

Prescription. Lavement laxatif. Coton et taffetas ciré aux pieds. Compresses réfrigérantes sur la tête.

Le 15, matin. Le lavement n'a amené aucune évacuation.

L'aphasie a un peu augmenté. La malade rit sans motif ou pour des motifs futiles, et alors la bouche est un peu tirée à gauche. La langue n'est pas déviée. Pas de paralysie des membres. Le pouls est toujours à 108.

Prescription. Nouveau lavement avec une décoction de mauve et de 2 grammes de follicules de séné additionnée d'huile et de miel.

Même jour, après midi. Le lavement a produit une évacuation abondante et fétide. Les lochies ont disparu. La tête est plus chaude que le matin et la malade éprouve une douleur dans le flanc gauche, au niveau du bord inférieur de la rate.

Quant à l'aphasie, elle a encore augmenté. La malade peut prononcer deux mots qui sont *oui* et *non*, mais elle emploie souvent l'un pour l'autre. Ainsi, elle dit souvent *non* en faisant un signe affirmatif et *vice versâ*. Tous les autres mots sont remplacés par une succession de la même syllabe : *to*, *to*, *to*, *to*, *to*..... qu'elle prononce en faisant des gestes d'impatience.

Prescription. Potion avec eau de mélisse, sirop de menthe et 0,15 c. de calomélas. Sinapisme à la cuisse droite. Vésicatoire à la cuisse gauche. Cataplasmes sur le ventre.

15 soir. La jambe droite est douloureuse vers le genou. La douleur du flanc gauche a augmenté d'intensité. La langue commence à se dévier à droite. Les seins sont un peu gonflés. La tête est chaude, mais non douloureuse. Le pouls est toujours à 108.

Il y a eu deux selles copieuses dans la soirée.

Prescription. Idem, plus onctions calmantes sur le flanc gauche.

16, matin. Le ventre est un peu ballonné et la jambe droite est toujours douloureuse.

16, soir. Le ventre est plus ballonné. La douleur du flanc gauche est beaucoup plus intense. La tête est très-chaude. Les pupilles sont contractées. Les artères temporales battent avec force. Les yeux sont saillants et la figure présente un peu de stupeur. Les urines sont rares et involontaires. Pouls à 128.

Prescription. Lavement laxatif avec mauve, 2 grammes de follicules de séné et mélasse. Vésicatoire en dedans de la cuisse droite. Un suppositoire contenant 0,30 c. de valérianate de quinine. Sinapismes aux jambes, coton et taffetas ciré aux pieds.

Quelques cuillerées de potage au bouillon et au tapioka. Infusion de feuille d'oranger sucrée et rougie avec du vin de Bordeaux.

17, 3 heures du matin. Les douleurs du flanc se renouvellent à tout instant et arrachent des cris à la malade, qui, dans ces moments, peut dire : *Mon Dieu ! mon Dieu !* La malade prétend qu'elle a la même force dans ses deux bras ; mais elle remue plus souvent le gauche que le droit.

Prescription. Lavement avec décoction de guimauve et de valériane huilée. Onctions sur le flanc avec une pommade au chloroforme camphrée. Compresses imbibées d'eau de fleurs d'oranger froide sur le front. Pendant les vives douleurs, faire respirer un peu de chloroforme.

17, 8 heures du matin. Un peu d'amélioration. Les douleurs sont moins fréquentes et moins aiguës. Ventre moins ballonné. Un peu moins de stupeur. Aphasie toujours aussi complète. Pouls à 120, 122. La malade a pris plusieurs fois du potage avec avidité.

Prescription. Nouveau suppositoire contenant 0, 30 c. de valérianate de quinine. Faire prendre d'heure en heure cinq prises composées de :

Jusquiame en poudre	0,10 c.
Magnésie calcinée	0,50 c.
Sucre pulvérisé...........	1 gr.

Mêlez et divisez en 5 prises.

17, 5 heures du soir. Je prie le docteur Chappet de venir voir la malade en consultation. En nous voyant elle nous dit, en blessant un peu : *Bonjour, Messieurs.*

Le ventre est plus affaissé ; la douleur du côté est beaucoup moindre et la physionomie est plus naturelle. La langue se dévie manifestement à droite. Le bras droit peut être porté au front, mais avec plus de lenteur que le gauche. La main droite est manifestement affaiblie. La jambe droite, au contraire, paraît se mouvoir aussi facilement que la gauche. Le genou est moins douloureux. Le pouls est à 112.

En présence de cette amélioration, nous jugeons convenable, le docteur Chappet et moi, de continuer la même médication.

18, matin. L'amélioration continue. La douleur du flanc a presque disparu. La parole est un peu plus facile : quelques mots peuvent être prononcés. Les seins sont très-durs. Les urines sont plus abondantes. Légère moiteur à la peau. Pouls à 104.

Prescription. Même suppositoire. Cinq prises avec feuille de jusquiame, 0,10 c., et magnésie calcinée, 1 gr.

18, soir. Même état. Même prescription.

19, matin. La parole a fait quelques progrès. La malade a pu dire : *heure,* ce qu'elle n'avait pas encore fait. Elle déclare aujourd'hui que sa jambe droite est plus faible que la gauche. Les pupilles sont moins contractées.

Prescription. Nouveau suppositoire au valérianate de quinine.

Prises avec 0,10 c. de jusquiame et 1,50 c. de magnésie. Lavement émollient.

20, matin. L'amélioration continue, mais lentement. Il n'y a pas eu d'évacuation alvine depuis le lavement purgatif. Pouls à 100.

Prescription. Lavement avec feuilles de mauve. 2 gr. de follicule de séné et 60 gr. de mélasse. Prises avec 0,15 c. de jusquiame et 2 grammes de magnésie. Pas de suppositoire.

21. La malade parle plus facilement et dit nettement : *Je vais mieux.* Bras droit un peu plus fort que les jours précédents. Pouls à 100.

Le lavement a provoqué deux selles abondantes. La nuit a été un peu agitée, avec chaleur et sécheresse de la peau. Moiteur et calme vers le matin.

Prescription. Suppositoire avec 0,40 c. de valériane de quinine. Prises avec 0,20 c. de jusquiame et 2 gr. de magnésie. Potages, poulet, pruneaux pour nourriture.

22. La nuit a été meilleure. Globe utérin un peu douloureux à la pression. Lochies normales.

Même prescription que la veille.

23. La nuit a été encore plus calme. Le bras droit et la jambe droite ont plus de force. Langue moins déviée. Bouche toujours tirée à gauche pendant les contractions de la figure. La malade prononce presque tous les mots ; cependant elle revient à son *to, to, to*, lorsqu'elle veut parler un peu vite. Elle a eu deux évacuations abondantes sans lavement.

Prescription. Même suppositoire. Cessation des prises.

24, 25 et 26. Même état. La parole est de plus en plus facile, mais la matrice forme encore dans l'hypogastre une tumeur appréciable et un peu douloureuse à la pression. Les lochies sont fétides.

Prescription. Onctions calmantes et cataplasmes émollients sur le bas du ventre. Injections avec décoction de guimauve et de son tiède.

27. La jambe gauche est un peu douloureuse.

29. Tout le membre inférieur gauche est le siége d'une *phlegmatia alba dolens*.

Accès de fièvre la nuit précédente. Pas de selle depuis trois jours. Pouls à 116.

Prescription. Lavement laxatif le matin. Lavement avec quina, valériane et quelques gouttes de laudanum à quatre heures du soir. Vésicatoire volant sur l'âme gauche. Onctions le long des vaisseaux cruraux avec une pommade belladonée et légèrement hydrargyrée. Pilules de scille et de digitale.

30. Évacuation abondante à la suite du lavement laxatif. Amélioration marquée. Nuit très-bonne. Cuisse et jambe moins douloureuses. Pouls à 104.

Continuer la prescription.

4 avril. Jambe moins douloureuse. Fosses iliaques sensibles à la pression. Plus de lochies. Selles fétides. Pouls à 104. Même prescription, en augmentant graduellement les doses de la scille et de la digitale.

6 avril. La jambe gauche va beaucoup mieux et est moins infiltrée. La malade peut la mouvoir assez facilement, mais la cuisse droite est douloureuse à son tour, surtout au niveau des vaisseaux fémoraux. Urines abondantes.

Même prescription, plus vésicatoire volant sur l'aine droite et 25 gr. d'huile de ricin à l'intérieur.

8 avril. Plegmatia alba dolens occupant tout le membre inférieur droit.

9. Le ventre va très-bien, mais il est survenu une toux assez intense, avec expectoration muqueuse.

La phlegmatia alba dolens fut combattue par les moyens déjà indiqués, et la bronchite par des boissons pectorales, des lochs additionnés de sirop de Tolu, d'abord, et puis d'oxyde blanc d'antimoine, par de légers laxatifs, par des vésicatoires volants appliqués sur la poitrine et par le lait d'ânesse.

L'infiltration des membres diminua peu à peu, ainsi que la toux. L'appétit se rétablit ; les forces revinrent, mais lentement. La malade commença à se lever vers le milieu d'avril et elle partit pour la campagne vers le milieu de mai.

Je l'ai revue plusieurs fois depuis cette époque. Sa santé s'est bien rétablie et il ne lui reste aucune trace de paralysie, soit des membres, soit de la langue. Cependant sa prononciation laisse encore quelque chose à désirer, quoique l'articulation des mots soit devenue facile.

RÉFLEXIONS. — Cette observation me paraît intéressante à plus d'un titre et c'est pour cela que j'ai cru devoir la publier, en la faisant suivre de quelques considérations pratiques sur l'hémorrahagie provenant de l'implantation vicieuse du placenta, et d'une étude sommaire sur l'aphasie.

§ I.

CONSIDÉRATIONS PRATIQUES SUR LA MÉTRORRHAGIE PAR IMPLANTATION VICIEUSE DU PLACENTA.

Comme on l'a vu, cette observation offre un bel exemple de grossesse avec implantation du placenta sur le col, compliquée d'hémorrhagie grave et terminée naturellement, grâce à l'emploi du pessaire ballon.

Ce moyen avait-il été employé dans des cas analogues ? Je ne le pense pas. Du moins, je ne l'ai vu indiqué nulle part et les auteurs les plus récents n'en font aucune mention (1). Quoiqu'il en soit, il réunit tous les avantages du tamponnement sans présenter les mêmes inconvénients. Il est infiniment plus facile à appliquer ; son contact est mieux supporté par les organes ; il ne s'imprègne pas comme le tampon d'un sang qui, en se putréfiant, puisse devenir une cause puissante d'irritation et d'inflammation ; il arrête l'hémorrhagie d'une manière plus sûre et plus complète et l'on peut avec lui graduer à son gré la compression, la distension et la résistance. Je n'hésite donc pas à le recommander à tous les accoucheurs (2).

Ainsi que vous l'avez vu, ce moyen m'a réussi deux fois. Dans le premier cas, il s'agissait d'une métrorrhagie de moyenne intensité, mais se renouvelant fréquemment et mettant ainsi en péril les jours de la mère et de l'enfant. Le pessaire ballon, tenu en permanence pendant trois jours, permit au col de se dilater, en déchirant les adhérences du placenta, sans provoquer l'hémorrhagie et, lorsqu'il fut expulsé par les contractions utérines, le col était assez ouvert pour que la poche des eaux s'y engageât et arrêtât elle-même la perte du sang, en refoulant le placenta.

Dans le deuxième, les effets du pessaire ballon ont été exactement les mêmes, seulement le pessaire a été mis en

(1) M. Pajot n'en parle pas dans son cours d'accouchement, et l'ouvrage de M. Lucien Pénard, publié dans le courant de l'année 1865, n'en fait pas mention non plus.

(2) La fièvre, la péritonite et la métrite, dit Mme Lachapelle, ont eu si souvent lieu dans les cas où j'ai eu recours à ce moyen (le tamponnement) que je ne l'emploie qu'avec crainte (Mme Lachapelle, 6e *Mémoire*, tome II, p. 362).

usage trop tard. Si j'avais été appelé plus tôt auprès de la malade, j'aurais pu, par ce moyen, prévenir l'effusion d'une grande quantité de sang et éviter, peut-être, la mort de l'enfant et les accidents graves qui se sont déroulés à la suite de l'accouchement.

Lorsque l'implantation du placenta sur le col aura lieu par le bord, comme dans les deux cas que j'ai cités, et que l'enfant se présentera par l'une de ses extrémités, on pourra toujours, je crois, éviter la version podalique en se servant à propos du pessaire ballon. Lorsque l'implantation aura lieu centre pour centre, ce qui est le cas le plus rare, le pessaire ne dispensera pas de la version, mais il préviendra ou réduira beaucoup l'hémorrhagie qui, sans cela, accompagne toujours la dilatation du col et a déjà gravement épuisé les forces de la malade lorsque cette opération est devenue praticable.

Il en sera de même lorsque le fœtus ne se présentera ni par l'une ni par l'autre de ses extrémités. Le pessaire ne saurait alors dispenser de la version podalique, mais il permettra d'attendre que le col soit assez dilaté et le travail assez avancé pour que cette opération n'entraîne pas les dangers dont parle Mme Lachapelle à propos de l'accouchement forcé, savoir, *la déchirure de l'orifice*, *l'inertie de l'utérus et l'hémorrhagie consécutive*, *l'adhérence et la rétention des membranes*, etc.

J'ai observé, ces jours passés, un cas de ce genre qui s'est terminé par la mort mais dans lequel le pessaire ballon a produit tous les bons effets qu'on pouvait en attendre. Voici l'observation de ce fait malheureux :

Obs. — Madame B..., âgée de 36 ans, ayant eu déjà quatre enfants, était arrivée à la fin du huitième mois de sa cinquième grossesse, lorsqu'elle fut prise subitement et sans cause accidentelle d'une hémorrhagie utérine abondante. C'était le 12 décembre. Sous l'influence du repos et des hémostatiques, qui lui furent prescrits par son médecin ordinaire, le docteur Chappet, la perte s'arrêta.

Dans la nuit du 12 au 13, nouvelle hémorrhagie plus abondante que la première, qui s'arrête encore vers le matin pour recommencer dans l'après-midi.

Appelé en consultation auprès de cette dame, je la trouve d'une pâleur extrême, presque anémique. Le pouls est accéléré. très-petit, filiforme ; cependant il se perçoit encore facilement. La perte a résisté aux hémostatiques et aux réfrigérants largement appliqués. Elle ne date que de la veille, et cependant on l'évalue déjà à deux ou trois kilogrammes !

Par le toucher vaginal, nous constatons que le col est flasque et dilaté comme une pièce d'un franc environ. Au-dessus, on ne sent aucune partie du fœtus. En arrière et à droite, on trouve le placenta qui dépasse le bord du col et couvre en partie son orifice.

Le ventre n'est nullement tendu ; il a une forme ovale, à grand diamètre transversal, et nous croyons sentir, à travers ses parois, la tête à droite et l'extrémité podalique à gauche.

Le cas était des plus urgents, et cependant je ne crus pas devoir conseiller l'emploi immédiat de la version, d'abord parce que le col était trop peu dilaté, ensuite et surtout parce que l'utérus était flasque et inerte, ce qui devait faire craindre fortement une hémorrhagie consécutive à laquelle la malade, déjà exsangue, n'aurait certainement pas résisté.

Je conseillai, en conséquence, l'application du pessaire-ballon et l'emploi du bouillon de bœuf froid, pour réparer, autant que possible, le sang déjà perdu. Il fut convenu que l'on chercherait, en agissant à travers les parois abdominales, à changer la position de l'enfant et à ramener sa tête vers le détroit supérieur du bassin. J'espérais que l'accouchement ne se ferait qu'au bout de quelques jours, ce qui aurait permis à la malade de récupérer une partie de ses forces. Malheureusement les douleurs d'enfantement arrivèrent dès le lendemain, matin et allèrent en augmentant de fréquence et d'intensité.

Sous l'influence des contractions énergiques de l'utérus, un peu de sang s'échappait encore entre le ballon et la paroi postérieure du vagin. Le docteur Chappet introduisit dans cette espèce de cul-de-sac un peu de charpie imbibée de perchlorure de fer.

Je revis la malade le 14, à neuf heures du matin Son ventre avait pris une forme plus normale, ce qui nous faisait espérer que la position de l'enfant avait éprouvé une conversion favorable. Les contractions utérines étaient fréquentes et énergiques et repoussaient déjà le ballon contre le périnée,

A dix heures, le pessaire fut expulsé. Le toucher, pratiqué immédiatement, nous fit reconnaître une portion du placenta aussi volumineuse que le poing, faisant saillie dans le vagin. C'est cette portion du placenta qui avait repoussé le ballon. Le col était assez largement dilaté, mais nous ne pûmes sentir au-dessus de lui aucune partie du fœtus. Notre attente était donc déçue. Le fœtus avait conservé sa position vicieuse.

La version était urgente. Elle fut pratiquée immédiatement par le docteur Chappet, qui ramena un enfant mâle, mort et cyanosé. L'épaule droite était au-dessus du pubis, la tête était inclinée à droite et les pieds occupaient la partie supérieure et antérieure de l'utérus.

L'accouchement terminé, nous fîmes avaler une cuillerée à bouche de sirop d'ergotine et puis encore une demi-cuillerée du même sirop. La matrice parut d'abord se contracter convenablement ; mais, quelques instants après, elle devint flasque et l'hémorrhagie recommença. Nous combattîmes cette hémorrhagie en comprimant l'aorte abdominale et en appliquant sur l'hypogastre une vessie de porc contenant de la glace. Ces moyens réussirent ; cependant la malade éprouva, à plusieurs reprises, une demi-syncope dont nous parvînmes à triompher en lui faisant boire un peu de vin chaud et un peu de jus de citron mêlé avec du sucre pilé.

Le pouls battait 120 fois par minute. Il était petit, mais parfaitement perceptible. Quelques heures après, la tendance à la syncope avait disparu. La malade n'éprouvait aucun malaise et il était permis d'espérer un heureux résultat. Mais, vers le soir, après un vomissement très-abondant, le corps devint glacé, le pouls s'accéléra et s'affaiblit. Il survint de l'oppression, de l'agitation et une anxiété qui fit des progrès rapides, et la malade expira en conservant jusqu'à la fin la plénitude de son intelligence.

Comme on le voit, l'hémorrhagie a été réduite à peu de chose à partir du moment où le pessaire-ballon a été mis en usage. Mais tout ne semble-t-il pas s'être réuni ici pour conduire à la mort cette malheureuse femme ? — perte d'une abondance extrême avant l'accouchement, — position vicieuse du fœtus, — présentation du placenta et hémorrhagie consécutive à l'accouchement, par inertie de l'utérus ?

§ 2.

ÉTUDE SOMMAIRE SUR L'APHASIE.

L'observation de Madame P..... nous offre aussi un bel exemple d'aphasie transitoire, survenant tout à coup, le lendemain de l'accouchement, augmentant rapidement d'intensité, d'abord, puis diminuant peu à peu et disparaissant complètement au bout de cinq ou six semaines.

Quelle a été la cause de cette complication singulière? quel a été dans le cerveau le siége de la lésion matérielle qui a mis pendant quelque temps des entraves aussi insurmontables aux manifestations de la pensée? quelle a été cette lésion? comment a-t-elle produit l'aphasie? enfin qu'est-ce qne l'aphasie?

1° *Quelle a été la cause de l'aphasie?*

Sans prétendre indiquer avec précision la cause véritablement efficiente de cette complication, je crois que l'on se rendra assez bien compte de sa production en se rappelant les conditions fâcheuses dans lesquelles se trouvait notre malade au moment où l'accident a fait explosion. Elle avait parfaitement compris le danger qu'elle courait, et ses angoisses morales ainsi que des douleurs physiques assez intenses avaient dû fortement ébranler un système nerveux déjà affaibli par des pertes de sang considérables.

Rappelons-nous aussi que, pendant son accouchement, elle avait éprouvé une menace d'éclampsie, une congestion passagère vers l'encéphale, et nous comprendrons alors, sinon comment l'aphasie s'est produite, du moins comment il a pu survenir des accidents encéphaliques.

Toutes les causes qui peuvent produire une congestion vers le cerveau peuvent aussi amener l'aphasie. Tantôt c'est une surprise, une frayeur, une colère, une contention d'esprit, une vive contrariété. D'autres fois la cause est beaucoup moins appréciable. L'un devient aphasique pendant une lecture, un autre en faisant une partie de whist, un troisième en recevant une visite inattendue, etc., etc., comme dans certains cas cités par M. Trousseau. D'autres fois enfin l'aphasie survient sans cause occasionnelle apparente, pendant le sommeil, pendant la conversation, etc., comme on en trouve aussi des exemples dans les auteurs.

2° *Quel a été dans le cerveau le siége de la lésion matérielle qui a donné lieu à l'aphasie?*

La malade étant guérie il ne peut être question ici du siége précis, lequel n'aurait pu être déterminé que par l'autopsie. Mais la coexistence de la paralysie du côté droit de la face et de la langue et l'affaiblissement des membres du même côté, ne laissent aucun doute sur l'existence de la lésion cérébrale dans l'hémisphère gauche.

J'ai rencontré quatre fois, dans ma pratique (1), l'aphasie

(1) J'en ai rencontré deux nouveaux cas depuis la lecture de ce mémoire.

compliquée d'une paralysie plus ou moins intense et dans tous ces cas l'hémiplégie était du côté droit.

Dans un travail intéressant, publié par les *Archives générales de médecine* (tome I, année 1864), M. Jules Falret rapporte 48 observations d'aphasie prises dans divers auteurs français ou étrangers. Deux de ces observations seulement contiennent l'indication du côté paralysé, et dans les deux cas l'hémiplégie était aussi à droite. Dans une troisième, appartenant à la pratique de Larrey et citée par Gall, l'aphasie avait été le résultat d'un coup d'épée qui avait lésé le lobe frontal gauche. Dans une quatrième enfin, appartenant à *Thomas Hun*, l'autopsie révéla un cancer occupant la plus grande partie du lobe antérieur gauche.

Notre savant et estimé collègue, le docteur Perroud, a cité six observations d'aphasie avec hémiplégie à droite. Dans une septième, l'hémiplégie était à gauche. Mais l'aphasie ne survint que plus tard, fut passagère et s'accompagna d'nne paralysie à droite, passagère comme elle.

M. Marc Dax, médecin à Sommières, présenta au congrès de Montpellier, en 1836, un mémoire dans lequel il déclare qu'il a observé ou colligé plus de 40 faits de perte de la parole avec lésion de l'hémisphère gauche du cerveau et qu'il n'a rencontré encore aucune exception à cette règle.

Son fils, le docteur G. Dax, dont le travail a provoqué la fameuse et récente discussion à l'Académie de médecine, a vu treize fois la perte de la parole coïncider avec une paralysie du côté droit et jamais avec l'hémiplégie gauche.

Le même auteur a rassemblé 371 observations de lésions cérébrales prises, soit dans sa pratique, soit dans les ouvrages de M. Bouillaud, dans les lettres de Lallemand et dans différents autres recueils. De ces 371 observations 225 sont éliminées comme ne contenant pas d'indication précise, ni du siége de la lésion ni de celui de la paralysie, et des 146 restantes, 87 offrent la coïncidence de la perte du langage articulé avec la paralysie à droite, 53 offrent au contraire la paralysie à gauche avec conservation de la parole et 6 sont contraires à la loi établie par son père.

M. Magnan, interne de la Salpêtrière, a réuni 31 cas d'aphasie compliquée de paralysie. Dans un cas, la paraysie était double et dans 30 cas elle était à droite.

M. Trousseau, dans sa clinique médicale, cite huit observations d'aphasie compliquée de paralysie. Sept fois, c'était le côté droit qui était frappé d'hémiplégie ; une fois c'était le côté gauche, et il déclare ce fait unique dans la science.

Des faits aussi nombreux, aussi constants, ou, du moins, ne présentant que de si rares exceptions, ne doivent-ils être considérés que comme des résultats du hasard ? Peuvent-ils s'expliquer par la fréquence peut-être un peu plus grande de l'hémiplégie du côté droit que du côté gauche et par la différeuce d'origine des artères qui vont porter le sang aux deux hémisphères, comme le suppose M. Armand de Fleury, de Bordeaux (1) ? non, sans aucun doute. Nous

(1) « Toutes les fois qu'une colonne liquide passe subitement d'un calibre plus fort dans un calibre moindre, la vitesse de la colonne liquide est proportionnellement augmentée....... Or..., tan-

sommes ici en présence d'un phénomène singulier, étrange, inexplicable peut-être, mais que nous sommes forcés d'accepter comme un fait d'observation contre lequel viennent se briser tous les raisonnements les plus subtils. « Admettre un pareil fait, dit M. de Fleury, c'est détruire l'une des plus grandes lois de la physiologie..... c'est s'insurger contre les données les plus sûres du sens commun. » — Les localisateurs, continue-t-il, sont des organicistes ; or, la loi fondamentale de l'organicisme c'est que *l'acte fonctionnel est toujours l'expression de la structure organique*. En vertu de ces doctrines, pour admettre que l'un des hémisphères remplit des fonctions qui n'appartiennent pas à l'autre, il faut donc prouver que la structure de l'un diffère essentiellement de celle de l'autre. (M. Armand de Fleury, mémoire cité.)

« Est-il possible, en physiologie, dit M. Trousseau, d'admettre que dans un organe aussi parfaitement symétrique que le cerveau, il puisse y avoir dans un des hémisphères une portion affectée à une fonction qui ne le serait pas dans l'autre ? L'analogie, le sens commun proteste-

dis qu'à droite le tronc brachio-céphalique établit une transition entre le diamètre de l'aorte et celui de la carotide, à gauche le sang artériel passe brusquement du diamètre de l'aorte à celui de la carotide primitive..... Il y aurait donc, d'une manière générale, plus d'activité dans la circulation cérébrale à gauche qu'à droite..... De là, prééminence des membres droits sur ceux du côté gauche pour la force et l'adresse ; de là aussi une plus grande tendance aux hémorrhagies à gauche qu'à droite de l'encéphale.... » (Voir *M. Armand de Fleury*, Mémoire sur la pathogénie de langage articulé).

raient contre une pareille conclusion. » Cette réflexion est fort juste, et cependant il avoue que tous les faits qu'il a observés lui sont contraires, à part un seul.

Quant à M. de Fleury, il ne se contente pas de condamner théoriquement la doctrine de la localisation des lésions qui causent l'aphasie dans l'hémisphère gauche et spécialement dans la troisième circonvolution frontale gauche, il la combat aussi par les faits, et il faut convenir qu'il n'est pas heureux dans le choix de ceux qu'il lui oppose. « La science, dit-il, fourmille de faits en contradiction avec l'opinion exclusive que nous combattons. » Puis il cite : 1° quatre observations de Bright, terminées par l'autopsie: lésion des deux corps striés dans deux cas et de l'hémisphère gauche seulement dans les deux autres; 2° deux faits de M. Andral : lésion des deux hémisphères dans un cas et du corps strié gauche seulement dans l'autre; 3° quelques faits de Romberg qui n'ont pas plus de valeur ; 4° enfin, il rappelle avec plus de bonheur le fait de M. Lélut: sujet ayant parlé pendant dix ans avec destruction de tout l'hémisphère gauche réduit en bouillie (1).

Parlerai-je maintenant de la localisation plus précise de

(1) Si les hémisphères cérébraux remplissaient des fonctions identiques, s'ils pouvaient se suppléer l'un l'autre comme le font les autres organes symétriques ou pairs, tels que les yeux, les oreilles, etc., l'aphasie serait fort rare, car elle exigerait la lésion simultanée des deux hémisphères. Cette remarque ne me paraît pas avoir suffisamment frappé les observateurs. Elle tend à prouver que les hémisphères n'ont pas des fonctions aussi identiques que semblerait l'indiquer leur forme parfaitement symétrique.

la lésion cérébrale dans un point déterminé de l'hémisphère gauche? Chez notre malade, la lésion devait occuper une étendue assez grande puisque, outre l'aphasie, elle a présenté des phénomènes paralytiques dans les deux membres du côté droit, dans la langue et dans la face; mais, à part ces symptômes extérieurs, rien ne permet de localiser la lésion. La malade qui fait le sujet de l'observation si intéressante que M. Drutel a publiée dans la *Gazette médicale de Lyon* (juin, 1864), accusait une douleur fixe au niveau du lobe frontal gauche. La nôtre ne percevait de douleur dans aucun point de la boîte crânienne.

M. Dax père, ainsi que je l'ai déjà dit, attribuait la perte du langage articulé à une lésion de l'hémisphère gauche.

M. G. Dax, son fils, fait un pas de plus. La lésion, dans ces cas, dit-il, existe dans l'hémisphère gauche, et probablement dans le *lobe moyen*.

Tout le monde sait que M. Bouillaud, ainsi que Gall, place les facultés de la mémoire des mots et de la parole dans les deux lobes antérieurs du cerveau.

Deux observations remarquables ont amené M. Broca, en 1861, à désigner comme siége de ces facultés la partie postérieure de la troisième circonvolution frontale gauche. Et chose étonnante! une série de dix à douze faits observés par M. Charcot en 1862 et 1863, avec autopsie, un fait de M. Trousseau et un de notre collègue, M. Perroud, vinrent concorder parfaitement avec ceux de M. Broca et parurent établir victorieusement la loi surprenante formulée par lui.

Depuis cette époque quelques faits sont venus infirmer

cette loi. Tel est celui de M. Charcot lui-même. Tel est aussi celui de M. Trousseau.

Ces exceptions n'empêchent pas M. Trousseau de formuler sa pensée par les conclusions suivantes qui me paraissent l'expression exacte de la vérité :

« L'aphasie est produite dans la presque universalité des cas par une lésion des lobes frontaux, ainsi que l'avait établi M. Bouillaud.

« Cette lésion, comme l'avait établi M. Marc Dax, a son siége presque exclusivement dans l'hémisphère gauche. Le point occupé par cette lésion est, le plus souvent, la partie postérieure de la troisième circonvolution frontale gauche, conformément à l'opinion émise pour la première fois par M. Broca. »

3° *Quelle a dû être la lésion cérébrale qui a produit l'aphasie?*

D'après les symptômes que nous avons observés et d'après la marche de la maladie, il nous est permis de supposer qu'il n'y a eu ni rupture de la substance cérébrale, ni ramollissement, ni aucune autre lésion matérielle profonde, puisque la lésion fonctionnelle s'est amendée assez rapidement et qu'elle a guéri en un temps assez court. Nous pouvons affirmer aussi que l'aphasie n'a pas été seulement le résultat d'un trouble nerveux, d'une sorte d'engourdissement ou de torpeur passagère d'une portion du cerveau, car alors la guérison aurait été plus rapide. Il est donc permis d'admettre que l'abolition de la faculté du langage a dû être le résultat d'une congestion active d'une portion du cerveau, d'une hypérémie ou d'une fluxion assez intense pour entraver, pour paralyser les fonctions de l'organe, mais pas assez pour altérer gravement sa texture, pour laisser des traces indélébiles et pour n'être pas susceptible d'une guérison radicale.

Dans un certain nombre de cas de lésions cérébrales ayant amené l'aphasie, simple ou compliquée de paralysie, on a trouvé l'artère sylvienne correspondante plus ou moins oblitérée, soit par une thrombose, soit par une embolie, et l'on a pu expliquer la lésion par un défaut de nutrition de la substance cérébrale. Serait-ce une cause de ce genre qui aurait amené l'aphasie chez notre malade? Je ne le pense pas, car alors la maladie aurait eu une durée plus longue, en supposant qu'elle eût été susceptible de guérison.

4° *Comment la lésion cérébrale a-t-elle produit l'aphasie et qu'est-ce que l'aphasie?*

Lorsque la malade a été guérie et qu'elle a pu rendre compte des divers genres de sensations qu'elle avait éprouvées pendant sa maladie, j'ai cherché, comme ont dû le faire tous ceux qui ont observé cette complication étonnante, à en pénétrer la nature, ou, au moins, à trouver à ce phénomène une explication satisfaisante. Or, voici ce que j'ai appris par cette investigation : la malade avait le sentiment de ce qu'elle voulait exprimer ; les idées se formaient dans son esprit ; mais, lorsqu'elle voulait parler, l'expression ne venait pas et elle ne trouvait pour exprimer sa pensée que des syllabes inintelligibles qu'elle accompagnait toujours de signes d'impatience et de contrariété. La partie, quelle qu'elle soit, où se forment les idées n'est donc pas exactement la même que celle qui préside à leur expression par le langage articulé.

La langue était déviée, mais cette déviation, provenant d'une paralysie du côté droit de cet organe, ne saurait être invoquée ici pour expliquer l'abolition de la parole, car, d'une part, l'aphasie a précédé la paralysie linguale de plus de 24 heures et, d'autre part, la paralysie de la langue a augmenté pendant plusieurs jours, alors que l'aphasie diminuait d'une manière sensible.

J'ai vu récemment une dame qui, à la suite de vives émotions, fut frappée d'aphasie temporaire, ou *transitoire*, comme l'appelle M. Trousseau. Elle ne pouvait prononcer aucun mot, mais elle écrivait facilement et nettement tout ce qu'elle voulait exprimer. Elle faisait des efforts inouis pour articuler des syllabes et des mots, mais elle n'y réussissait jamais, quoique les mouvements de sa langue et de ses lèvres fussent parfaitement conservés. Deux applications successives de sangsues aux cuisses, quelques purgatifs et des pédiluves sinapisés, produisirent d'excellents effets. Au bout de quelques jours la parole commença à se rétablir, mais, chose singulière, la malade passa rapidement par les différentes phases que l'on voit parcourir par ceux qui apprennent une langue étrangère. Elle n'employait d'abord que des infinitifs et supprimait la plupart des parties du discours, tels que les articles, les prépositions, etc. Quelques jours plus tard enfin, tout était rentré dans l'ordre.

M. Trousseau cite l'observation d'un jeune facteur des Halles de Paris, qui avait aussi perdu la faculté de parler, tout en conservant celle d'écrire en bons termes et d'une main assurée. La langue se mouvait parfaitement, la déglutition était facile et quelque effort que fît le malade, il ne pouvait proférer un seul mot. La parole revint complètement au bout de cinq ou six semaines, sans traitement particulier.

M. J. Falret a cité dans les *Archives générales de médecine*, année 1864, plusieurs faits du même genre, empruntés à différents auteurs.

Ainsi donc, voilà une première forme d'aphasie, forme rare, dans laquelle le malade conserve toute son intelligence, y comprise la mémoire des mots, puisqu'il peut exprimer sa pensée au moyen de l'écriture, et n'a perdu que la faculté de coordonner les mouvements et les actes qui doivent la traduire en langage articulé.

Il est une deuxième forme, beaucoup plus fréquente, dans laquelle la mémoire a subi une atteinte plus ou moins profonde. Le malade conserve une partie de son intelligence. Il a des idées et ses idées sont justes, mais il a perdu le pouvoir de les traduire en signes, soit au moyen du langage soit au moyen de l'écriture. Quelquefois même, quoique plus rarement, il a perdu la faculté de les traduire par gestes. Et que se passe-t-il dans une intelligence frappée d'une pareille affection ? Ce qui s'y passe est encore un mystère. Je vais pourtant essayer de dire comment je le conçois.

Les malades de cette catégorie conservent ordinairement la mémoire des objets et de leurs usages, la mémoire des lieux, celle des faits, etc. La mémoire qu'ils ont perdue est surtout celle des mots, ou, d'une manière plus générale, celle des signes représentatifs des idées. Serait-ce parce que nous avons plus de peine à retenir la mémoire des idées abstraites que celle des idées concrètes? Serait-ce parce que les faits ou les objets qui frappent nos sens produisent dans notre esprit une impression plus profonde, plus durable et partant plus ineffaçable que les idées qui nous viennent par la parole ou par la lecture?

La mémoire peut se concevoir métaphoriquement comme une empreinte laissée dans le cerveau ou, si l'on aime mieux, dans l'esprit, par un objet, un fait, un mot, etc. Cette empreinte est plus ou moins profonde et l'esprit la perçoit plus ou moins clairement et plus ou moins facilement. Quelquefois l'esprit ne la trouvant plus, appelle à son aide la réflexion et l'association des idées. Le mot est sur le bout des lèvres, comme on dit, il semble qu'on l'entrevoit et cependant il nous échappe. Que quelqu'un prononce alors devant nous le mot que nous cherchons et aussitôt l'empreinte surgit et reprend toute sa netteté.

Chez l'aphasique, les empreintes qui représentent les mots ou les signes du langage, ne sont pas effacées, mais obscures. La preuve qu'elles ne sont pas effacées, c'est que l'aphasique comprend le langage; c'est que les mots qui sont prononcés devant lui rendent ces empreintes saisissables par son esprit, en les ressuscitant ou en les éclairant un instant pour les laisser retomber de nouveau dans leur obscurité première.

Il est des aphasiques qui n'ont pas d'autre lésion que celle de cette mémoire spéciale. La preuve, c'est que, lorsqu'on prononce un mot devant eux, ils peuvent le répéter. M. J. Falret, rapporte plusieurs exemples de ce genre, dans le travail que j'ai déja cité. Mais ces cas sont rares et le plus ordinairement à cette lésion s'ajoute celle dont j'ai déjà parlé, comme constituant la première forme de l'aphasie, à savoir, l'impossibilité d'exprimer par le langage articulé, les idées conçues par l'esprit.

M. le professeur Lordat, qui fut frappé d'aphasie en 1828, déclare formellement qu'il avait conservé toute la lucidité de son entendement et qu'il n'avait perdu que la faculté d'exprimer ses idées. « Je n'éprouvais, dit-il, aucune gêne dans l'exercice de la pensée. Accoutumé depuis tant d'années aux travaux de l'enseignement, je me félicitais de pouvoir arranger dans ma tête les propositions principales d'une leçon et de ne pas trouver plus de difficultés dans les changements qu'il me plaisait d'introduire dans l'ordre des idées. »

Ces deux formes constituent l'aphasie proprement dite ou l'aphasie simple. Il est une autre forme non moins fréquente, dans laquelle la perte de la parole est compliquée de paralysie, soit d'un seul membre, soit de deux, soit d'un côté de la figure ou de la langue, etc., et nous avons vu que, dans ces cas,, la paralysie est presque constamment du côté droit.

J'ai observé, en 1853, un exemple d'aphasie des plus remarquables, appartenant à cette troisième catégorie, et que je crois devoir raconter brièvement.

Un jeune homme de 28 ans est frappé d'une attaque d'apoplexie avec hémiplégie droite et perte complète de la parole, sans paralysie de la langue. Sa vie est d'abord menacée par la violence de l'attaque. Puis les forces reviennent peu à peu dans les membres paralysés, plus lentement et moins complètement dans le bras que dans la jambe. Mais la parole ne se rétablit pas. Il ne sait dire que *rham-rham*, qu'il emploie pour toutes ses demandes comme pour toutes ses réponses, et il n'a pour se faire comprendre que les intonations diverses avec lesquelles il prononce ce mot de son invention. Et non seulement il a perdu totalement la faculté de parler ; il a perdu aussi celle de lire, d'écrire et de compter. On cherche à lui faire retrouver ces dernières facultés et, à force de persévérance, on l'amène à lire, mais non à prononcer, le mot *Paris*. Si on lui présente un journal, il cherche dans la page si ce mot y existe, et lorsqu'il l'a trouvé, il le montre du doigt en prononçant son mot unique : *rham-rham*. Si on lui montre deux doigts, puis deux autres, ou si on lui demande combien font 2 et 2, en le priant d'indiquer le total avec ses doigts, il fait un signe d'impatience et de négation, et prononce son éternel *rham-rham*. Et cependant cet homme qui ne sait pas combien font 2 et 2, joue parfaitement aux dominos. Il ne se trompe jamais ; il ne met jamais un domino pour un autre. Il a oublié tout ce qu'il avait appris pour se faire recevoir bachelier, mais il se souvient du lieu précis où il a placé certains objets avant sa maladie. Il cherche à le faire comprendre par ses gestes et par son *rham-rham* prononcé avec toutes sortes d'intonations et, si l'on ne parvient pas à saisir sa pensée, il va lui-même prendre l'objet qu'il désire et le trouve du premier coup.

Voici un fait qui prouve combien la mémoire des faits

antérieurs à son attaque était intacte et combien cette intelligence, privée de si précieuses et de si importantes facultés, était cependant susceptible encore de combinaisons complexes. Je l'avais traité avant son attaque pour une maladie qu'il avait cachée à sa mère. Eh bien, aussitôt qu'il put marcher et sortir, il vint dans mon cabinet et me présenta un billet de banque, avec forces gestes, assaisonnés de son sempiternel *rham-rham*. Croyant qu'il voulait me payer tous les soins que je lui avais donnés, je repoussai son billet et lui déclarai que je ne recevrais mes honoraires que de sa mère. Nouveaux gestes très-expressifs, signes d'impatience, etc. Je cherche à pénétrer sa pensée et je finis par lui demander s'il a l'intention de solder les soins que je lui ai donnés avant son accident. *Rham-rham*, me dit-il, avec des gestes affirmatifs et avec des marques de satisfaction.

Comme on le voit par ce qui précède, ce malade avait parfaitement conservé la faculté de s'exprimer par gestes. Sa mémoire des objets, des lieux et des faits, avait survécu à ce terrible naufrage; mais quelques touches de ce clavier mystérieux et sublime qu'on nomme le cerveau étaient brisées ou faussées et n'obéissaient plus à l'artiste mystérieux qu'on appelle l'âme ou le principe pensant.

De même que la paralysie est souvent associée à l'aphasie, de même aussi cette dernière affection est souvent compliquée d'un abaissement plus ou moins marqué des facultés intellectuelles. M. Trousseau est celui qui a le plus insisté sur ce point et avec raison, sans aucun doute. Mais il ne faut pas confondre ces cas avec la perte de la parole, provenant de l'abolition de l'intelligence ou de la perte des idées, ce qui constitue la démence. C'est donc bien à tort que M. Jaccoud admet une première variété d'alalie ou d'aphasie par hébétude ou par abolition de l'intelligence, de même qu'il admet à tort une cinquième variété par paralysie de la langue. Les malades qui sont atteints de la première variété sont des aliénés ; ceux qui sont atteints de la dernière ne sont que des paralytiques.

M. Trousseau fait jouer à la perte de la mémoire des mots, dans l'aphasie, un rôle prédominant et il formule ainsi sa pensée : « l'aphasique a perdu tout à la fois, à un degré plus ou moins considérable, la mémoire des mots, la mémoire des actes à l'aide desquels on articule les mots et l'intelligence ; mais il n'a pas perdu toutes ces facultés parallèlement et, si lésée que soit l'intelligence, elle l'est moins que la mémoire des actes phonateurs et celle-ci moins que la mémoire des mots. » (*Cliniq. médic.* T. II, page 625). J'en demande pardon à l'illustre professeur, mais je ne saurais accepter, de tout point, un jugement ainsi formulé. Ce qui prédomine dans la plupart des cas, c'est la perte de la mémoire des actes phonateurs ou de la faculté de coordonner les mouvements nécessaires pour l'articulation des mots. M. Trousseau cite lui-même un exemple type d'aphasie qui, à mon avis, vient à l'appui de mon assertion, plutôt qu'à l'appui de la sienne. Il montra des lunettes à un aphasique, en lui demandant ce que c'était. Le malade ne put répondre, mais il porta les lunettes à son nez pour montrer qu'il savait quel en était l'usage. Vous rappelez-vous le nom de cet objet, lui demanda M. Trousseau ? Signe de négation. Est-ce une plume ? Est-ce un couteau ? Nouveaux signes de négation. Serait-ce une paire de lunettes ? Oui, dit vivement le malade. Essayez maintenant de dire le mot *lunettes*. Il ne le put : il ne put même articuler la première syllabe de ce mot (*Cliniq. médic.* T. II ; page 586). Chez ce malade, la mémoire des mots était lésée, sans doute, mais le pouvoir d'articuler les mots l'était davantage, puisque l'impossibilité de parler demeure absolue quoique le mot soit rappelé et que le malade en ait la perception nette et précise.

On lit encore dans la *Clinique* de M. Trousseau, livre où j'aime à puiser, parce que les faits intéressants y abondent, l'histoire de deux malades qui, dans un moment d'excitation, purent articuler un mot ou des mots qu'ils n'avaient pas prononcés depuis longtemps et qu'ils ne purent prononcer depuis. Le premier malade laissa tomber son mouchoir. Une dame le lui ramassa et le lui offrit. « *Merci*, dit-il, à haute et intelligible voix. Sa famille était autour de lui, et ce fut un moment de vive joie ; on s'imagina qu'il y avait un retour à la parole. On le supplia alors de répéter ce mot, on le dit plusieurs fois devant lui, on insista, ce fut en vain ; malgré les plus grands efforts, il n'y put parvenir. » (op. cit., p. 586). Le deuxième était un banquier anglais qui, à la suite d'une attaque, fut frappé d'aphasie. Un jour, deux semaines après son accident, il prononça nettement, en s'adressant à sa femme, *my dear*. Ce fut en vain qu'on voulut lui faire répéter ces deux mots; la chose fut impossible. (*loco citato.*, p. 592).

Ceci me rappelle un fait plus extraordinaire qui m'a été raconté par notre savant et regretté collègue, le docteur Brachet, fait que je déclarerais impossible, s'il ne m'avait été affirmé par un observateur aussi judicieux.

Il s'agit d'un homme qui fut frappé d'apoplexie et d'aphasie. Pendant trois ans, cet homme ne put prononcer que les deux syllabes *Ké-Ké*, qui lui servaient à exprimer tant bien que mal toutes ses pensées. Un matin, il se réveille et ceux qui l'entourent sont témoins d'un prodige. Il parle aussi facilement qu'avant son attaque ! Le soir, il réunit sa famille à table pour fêter sa guérison inespérée. Sa joie est extrême, son bonheur est au comble; joie et bonheur, hélas ! de bien courte durée, car il ne s'endort que pour se réveiller dans l'éternité, frappé par une attaque d'apoplexie foudroyante.

www.ingramcontent.com/pod-product-compliance
Lightning Source LLC
LaVergne TN
LVHW021528140926
848035LV00047B/1248
* 9 7 8 2 0 1 4 1 0 7 6 5 4 *